Asma Mensi
Emna Bel Hadj Mabrouk
Nouha Trad

**Associação entre factores nutricionais e hemorróidas**

**Asma Mensi**
**Emna Bel Hadj Mabrouk**
**Nouha Trad**


# Associação entre factores nutricionais e hemorróidas

**ScienciaScripts**

**Imprint**

Any brand names and product names mentioned in this book are subject to trademark, brand or patent protection and are trademarks or registered trademarks of their respective holders. The use of brand names, product names, common names, trade names, product descriptions etc. even without a particular marking in this work is in no way to be construed to mean that such names may be regarded as unrestricted in respect of trademark and brand protection legislation and could thus be used by anyone.

Cover image: www.ingimage.com

This book is a translation from the original published under ISBN 978-620-6-71685-3.

Publisher:
Sciencia Scripts
is a trademark of
Dodo Books Indian Ocean Ltd. and OmniScriptum S.R.L publishing group

120 High Road, East Finchley, London, N2 9ED, United Kingdom
Str. Armeneasca 28/1, office 1, Chisinau MD-2012, Republic of Moldova, Europe
Printed at: see last page
ISBN: 978-620-7-90091-6

# ÍNDICE DE CONTEÚDOS

# INTRODUÇÃO

A doença hemorroidária é uma doença comum que afecta muitas pessoas. Afecta cerca de 40% da população adulta em geral. Pode afetar pessoas de todas as idades, sexos e origens. A doença hemorroidária é benigna, mas pode afetar a qualidade de vida [1].As hemorróidas são estruturas anatómicas fisiológicas normalmente presentes em indivíduos saudáveis. São constituídas por lagos venosos, pequenas arteríolas e uma rede anastomótica. Estão organizadas num plexo hemorroidário interno (acima da linha pectínea) e num plexo hemorroidário externo (abaixo da linha pectínea, subcutâneo nas pregas radiais do ânus) (Figura 1).

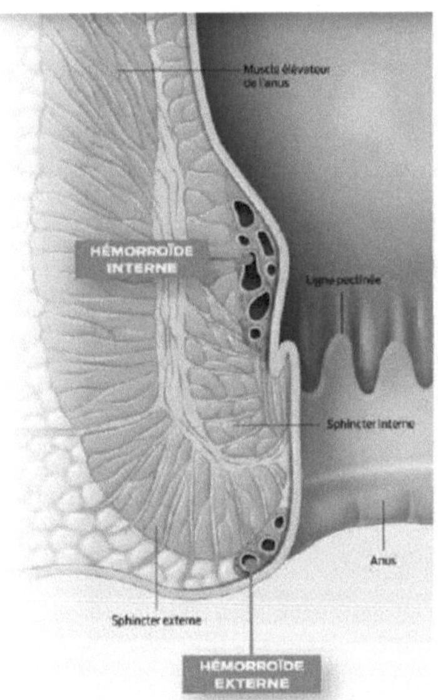


**Figura 1: Representação das hemorróidas internas e externas**

A doença hemorroidária é definida como o conjunto dos sintomas associados às hemorróidas. A doença hemorroidária interna deve ser distinguida da doença hemorroidária externa, que são entidades distintas do ponto de vista anatómico, fisiopatológico, clínico e terapêutico [2,3]. Os principais sintomas desta doença são a dor anal, o corrimento rectal e o prolapso. hemorróidas, prurido... A doença hemorroidária está associada a vários factores de risco, nomeadamente a idade, os factores hereditários, a gravidez, o parto, o período pós-parto, a obstipação com crises, o sedentarismo e o álcool [4,5]. Os factores nutricionais também desempenham um papel importante nesta patologia proctológica frequente [6]. No entanto, a literatura sobre a associação entre a dieta e as hemorróidas é limitada. O objetivo primário deste estudo foi identificar os principais hábitos alimentares associados à doença hemorroidária. Os nossos objectivos secundários foram investigar os factores epidemiológicos e clínicos associados a esta doença.

# METODOLOGIA

## 1. Tipo, localização e duração do estudo :

Trata-se de um estudo descritivo comparativo transversal efectuado no serviço de gastroenterologia do Hospital Charles Nicolle durante o período de 20/11/2023 a 15/12/2023 e de 15/01/2024 a 02/02/2024.

## 2. População do estudo :

**2.1. Critérios de inclusão:** Incluímos 2 grupos de pacientes:

**2.1.1. Grupo 1**: Pacientes acompanhados no ambulatório de gastroenterologia por doença hemorroidária.

**2.1.2. Grupo 2**: grupo de controlo. Neste grupo, incluímos pacientes voluntários que estavam a ser monitorizados para outras condições e que não tinham doença hemorroidária.

## 2.2. Critérios de não inclusão

- Menos de 18 anos de idade.

- Outras patologias proctológicas: abcesso da margem anal, fístula anal, etc.

- Cancro colorrectal

## 2.3. Critérios de exclusão :

Os doentes que não colaboraram no interrogatório e na investigação foram excluídos deste estudo.

alimentos.

## 3. o estudo

**3.1. Recolha de dados:** A recolha de dados baseou-se em perguntas. Nós recolheram os seguintes parâmetros para cada doente:

- Nome completo

- Idade, género

- Estado civil

- Nível de educação, profissão

- Condições socioeconómicas

- Origem geográfica

- Nível de atividade física (NAF): O NAF foi estimado através de um questionário que incluía perguntas sobre a atividade física nos tempos livres [7]. A atividade física foi definida como :

**1. Sedentário**: quase nenhuma atividade

**2. Ligeira**: por exemplo, caminhar, andar de bicicleta ou fazer jardinagem ligeira cerca de uma vez por semana.

**3. Moderada**: atividade regular pelo menos uma vez por semana, como caminhar, andar de bicicleta ou fazer jardinagem, ou ir a pé para o trabalho durante 10 a 30 minutos por dia.

**4. Ativo:** actividades regulares mais do que uma vez por semana, como uma caminhada rápida, andar de bicicleta ou praticar desporto.

**5. Muito ativo:** atividade intensa várias vezes por semana

- Antecedentes pessoais e familiares de diabetes, hipertensão, obesidade ou outras patologias.
- História ginecológica e obstétrica da mulher

### 3.2. Estilo de vida :

- Fumar

- Alcoolismo

### 3.3. Sinais funcionais :

- Procurámos detetar problemas de trânsito, como diarreia ou obstipação.

➢ A diarreia é definida como fezes demasiado pesadas (peso das fezes > 300g/dia) e/ou demasiado frequentes (> 3 fezes/dia) e/ou demasiado líquidas (peso da água superior a 90% do peso das fezes).

➢ A obstipação é definida como movimentos intestinais pouco frequentes (< 3 movimentos intestinais/semana) ou insatisfação durante a defecação ou dificuldade em evacuar.

➢ Esforço de defecação

- A dor anal, sua intensidade, início e evolução...

- Rectorrhagia, definida como a descarga de sangue vermelho vivo e não digerido do ânus.

- Prurido anal...

### 3.4. Exame físico :

Foram recolhidas medidas antropométricas:

- Peso (kg)

- Altura (m)

- Índice de massa corporal (IMC) :

Que é utilizado para classificar o estado nutricional dos doentes de acordo com a classificação da OMS [8]. É calculado de acordo com a seguinte fórmula:

$$IMC: peso/altura^2 \ (kg/m^2)$$

**Quadro I: Classificação do IMC da OMS**

| Classificação | IMC $(kg/m^2)$ | Riscos |
|---|---|---|
| Desnutrição grave | <17 | |
| Leanness | <18.5 | |
| Normal | 18.5 - 24.9 | |
| Excesso de peso | 25 - 29.9 | Moderadamente aumentado |
| Obesidade de grau I | 30 - 34.9 | Obesidade moderada ou grave comuna |
| Obesidade de grau II | 35 - 39.9 | Obesidade grave |
| Obesidade de grau III | > 40 | Obesidade maciça ou mórbida |

IMC: índice de massa corporal

- Circunferência da cintura (CC) (cm): foi medida com uma fita métrica colocada a meio caminho entre a espinha ilíaca ântero-superior e o rebordo costal, paralelamente ao chão. A medição foi efectuada no final da expiração.

A obesidade abdominal foi definida de acordo com a OMS [9] :
- **Nas mulheres:** TT $\geq$ 80 cm

- **Nos homens:** TT $\geq$ 94 cm

**3.5.O exame proctológico :**

É realizada na posição de génio peitoral e compreende 2 fases:
- Inspeção da margem anal para procurar um prolapso hemorroidário espontâneo ou um prolapso hemorroidário causado por empurrões, uma trombose hemorroidária sob a forma de um inchaço doloroso, tenso e azulado na margem anal (figura 2) ou uma fissura anal associada.

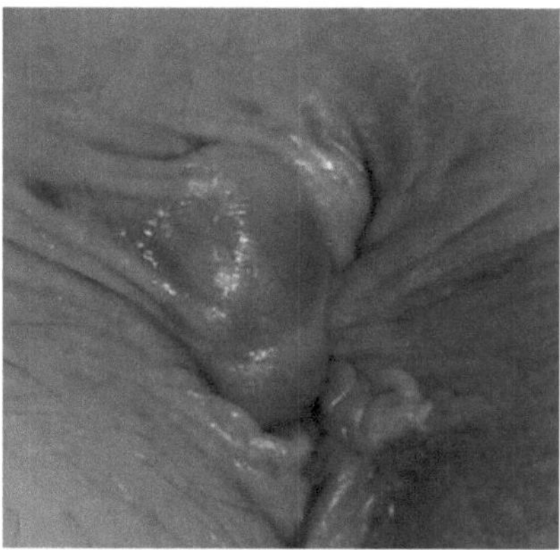

**Figura 2: Trombose hemorroidária**

- Anoscopia: utilizada para explorar a mucosa anal (figura 3).

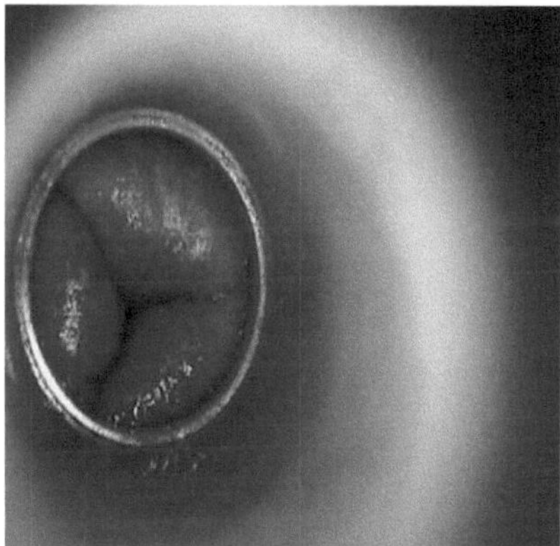

**Figura 3: Visão anoscópica das hemorróidas internas**

Após este exame, as hemorróidas são classificadas em 4 estádios, de acordo com a classificação de Goligher [10] :

## Quadro II: Os diferentes graus de hemorróidas internas

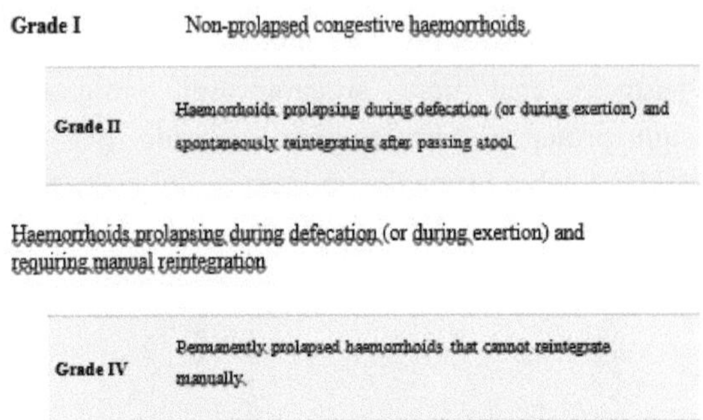



## 3.6. Exame biológico :

Recolhemos dados sobre o hemograma, em particular os níveis de hemoglobina, para avaliar o impacto das hemorróidas.

## 3.7. Colonoscopia :

Permite visualizar as hemorróidas internas e, sobretudo, excluir outra causa de hemorróidas. rectorragia, nomeadamente o cancro colorrectal.

## 3.8. Inquérito alimentar :

O inquérito foi utilizado para avaliar os hábitos alimentares, em particular:
- Tabaco e álcool

- Consumo médio de água

- Consumo de alimentos salgados (sal de mesa, snacks salgados, refeições prontas, sopas enlatadas, molhos prontos, etc.),
- Consumo de alimentos picantes (colorau, pimenta, malagueta....),

- Consumo de condimentos fortes (legumes em conserva, vinagre, molhos picantes, óleos picantes, mostarda, etc.),

- Consumo médio de bebidas com cafeína: café e chá,

- Métodos de cozedura, petiscar, saltar refeições

Durante o inquérito alimentar, definimos:

- Baixo consumo: Raramente ou nunca

- Consumo moderado: uma a três vezes por semana

- Consumo elevado: mais de três vezes por semana Tipos de inquéritos utilizados :
- um inquérito de frequência: frequência de consumo de vários alimentos (fruta, legumes, carne, cereais integrais.....)

- um inquérito nutricional, tal como um historial alimentar :

A quantificação foi estimada com base em medidas caseiras (tigela, copo, taça, concha, colher de sopa, colher de chá) e com base no manual da Sra. Bouchoucha sobre os alimentos tunisinos (anexo). Os resultados do inquérito alimentar foram depois tratados por um programa informático adequado, o NUTRILOG online, com base na tabela de composição CIQUAL 2020 validada e disponibilizada pela ANSES (agência francesa de segurança alimentar), a fim de fazer uma avaliação geral do estado nutricional dos pacientes:

- Ingestão total de calorias (Kcal)

- Composição em hidratos de carbono da dieta (%) (g)

- Composição proteica da dieta (%) (g)

- Composição em gordura da dieta (%) (g)

- Composição da fibra na dieta (g)

### 3.9. Estudo estatístico :

Os dados foram primeiro introduzidos no Excel 2013 e depois analisados com o SPSS versão 27.

- Para o estudo descritivo :

Para as variáveis quantitativas, foram calculadas as médias, os extremos e os desvios-padrão. Para as variáveis qualitativas, foram calculadas as frequências e as percentagens.
-Para   o estudo comparativo :
O teste Chi$^2$ é utilizado para estudar a independência entre duas variáveis qualitativas

O teste ANOVA é utilizado para estudar o efeito de uma variável qualitativa, conhecida como fator, sobre uma variável quantitativa

-A regra de decisão para estes testes depende do valor do resultado p com um nível de significância de 5% (0,05):

Se $p > 0,05$, não existe uma relação estatisticamente significativa e as duas variáveis são independentes,

Se $p < 0,05$, existe uma relação estatisticamente significativa (ligação e dependência) entre as duas variáveis.


### 3.10.Considerações éticas :

Para cada paciente, explicámos o curso e os objectivos do estudo e registámos o seu nome. Os dados foram introduzidos e tratados de forma anónima.

## 1. Estudo descritivo :

### 1.1. Dados demográficos da população de doentes :

Incluímos 30 doentes

### 1.1.1. Género :

O rácio entre os sexos (feminino/masculino) da nossa população foi de 1,72 (Figura 4).

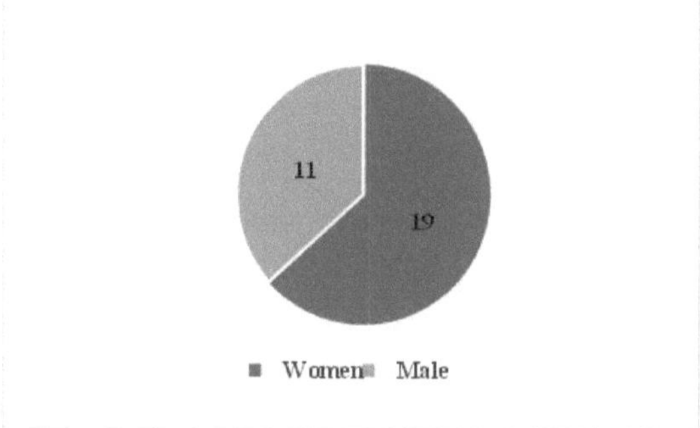


**Figura 4: Repartição dos doentes por género**

### 1.1.2. Idade :

A idade média dos doentes era de 46,2 ± 14,4 anos, com extremos que variavam entre 21 e 67 anos. O grupo etário dos 50-59 anos representou 27% da população. Os outros grupos etários são apresentados na Figura 5.

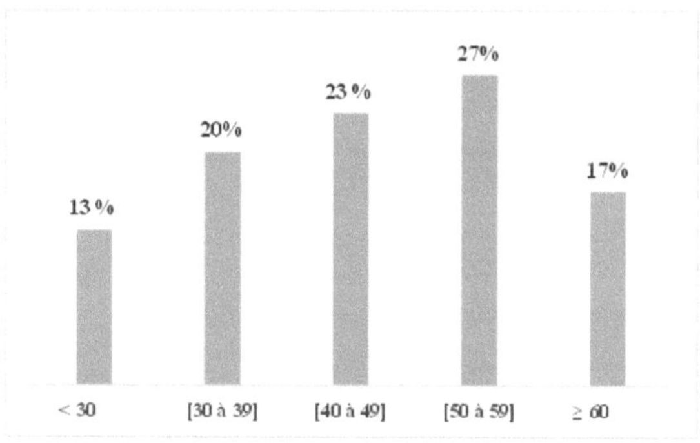


**Figura 5: Repartição dos doentes por idade**

### 1.1.3. Nível de ensino :

Os doentes com nível superior representavam a maior categoria da ordem dos 37%. O analfabetismo representou 10% dos pacientes. (Figura 6).

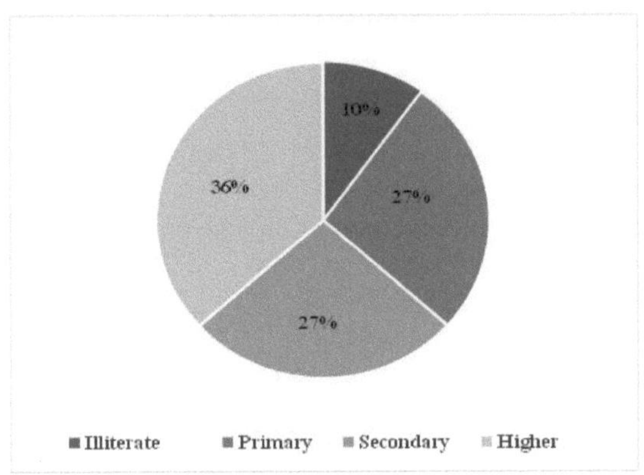


**Figura 6: Distribuição dos doentes por nível de escolaridade**

### 1.1.4. Estado civil :

Setenta por cento dos nossos doentes eram casados (Figura 7).

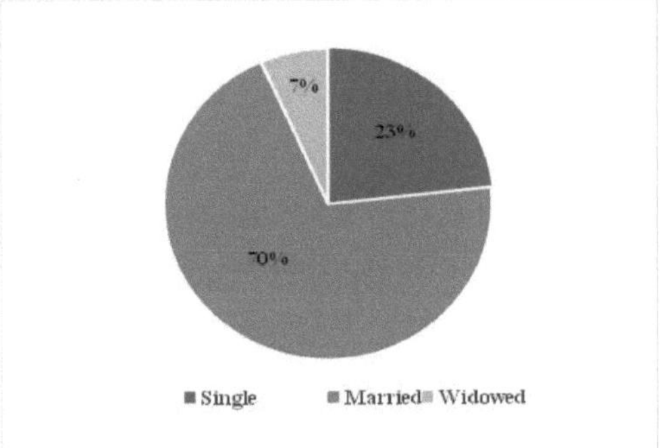


**Figura 7: Distribuição dos doentes por estado civil**

## 1.1.5. Estatuto socioeconómico :

Mais de metade dos doentes (67%) tinham um estatuto socioeconómico médio.
(Figura 8).

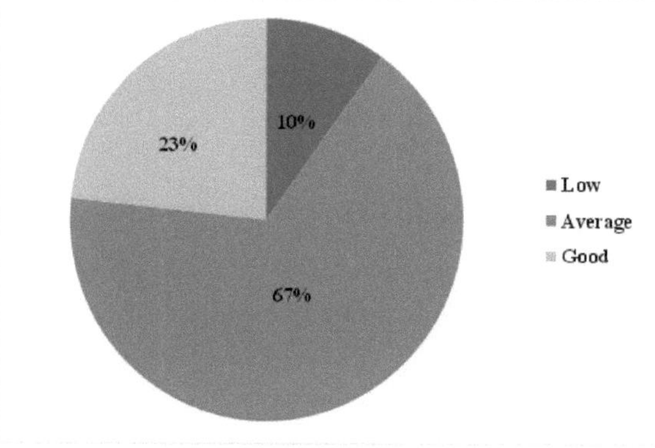


**Figura 8: Repartição dos doentes por estatuto socioeconómico**

## 1.1.6. Origem geográfica :

A maioria dos doentes provinha de zonas urbanas (93%).


## 1.1.7. História pessoal :

O nosso estudo concluiu que 4 doentes eram obesos, 4 doentes tinham diabetes e
8 doentes tinham hipertensão.

## 1.1.8. História familiar :

A diabetes (60%) e a hipertensão arterial (46,7%) foram as patologias mais
frequentemente encontradas na história familiar dos nossos doentes. (Figura 9).

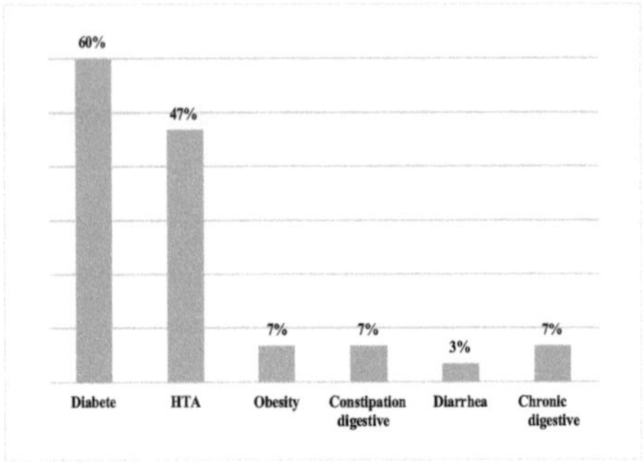

**Figura 9: Distribuição dos doentes de acordo com os antecedentes familiares**

### 1.1.9. História gineco-obstétrica da mulher :

A maioria das mulheres com hemorróidas tinha antecedentes de gravidez (Figura 10).

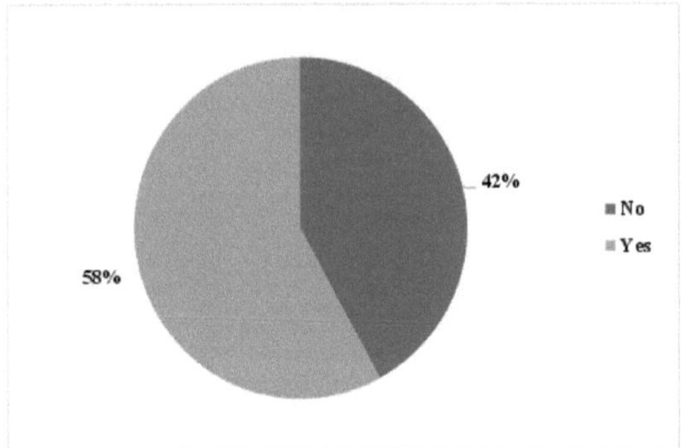


**Figura 10: Distribuição das pacientes por antecedentes de gravidez**

### 1.1.10. Nível de atividade física :

A maioria dos nossos doentes era sedentária ou tinha um baixo nível de atividade física (Figura 11).

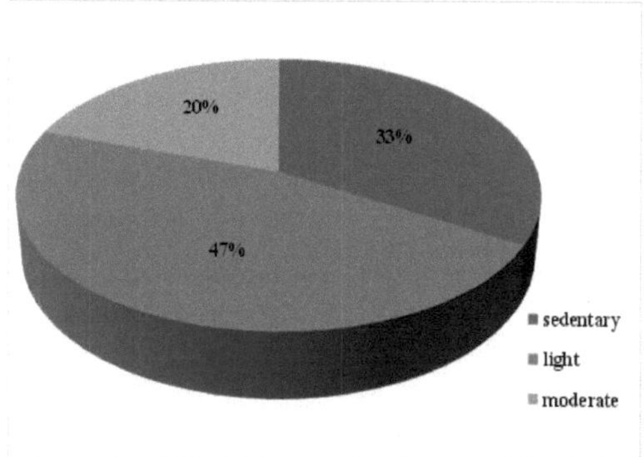


**Figura 11: Distribuição dos doentes por nível de atividade física**

## 1.2. Medidas antropométricas :

O peso médio dos pacientes foi de 74,6 ± 18,34 kg, com extremos variando de 46,5 a 121 kg. O IMC médio foi de 26,99 ± 5,86 kg/m², com extremos variando de 17,9 a 43,9 kg/m². As outras medidas são apresentadas na tabela abaixo (Tabela III)

### Quadro III: Medidas antropométricas dos doentes

|  | Média | Desvio padrão | Mínimo | Máximo |
|---|---|---|---|---|
| peso/kg | 74,16 | 18,34 | 46,5 | 121,0 |
| tamanho/cm | 148,11 | 50,56 | 1,65 | 186,00 |
| IMC | 26,99 | 5,86 | 17,90 | 43,90 |
| perímetro da cintura | 88,12 | 9,79 | 67,0 | 109,0 |

IMC: índice de massa corporal

A distribuição dos doentes por IMC é apresentada na Figura 12 abaixo.

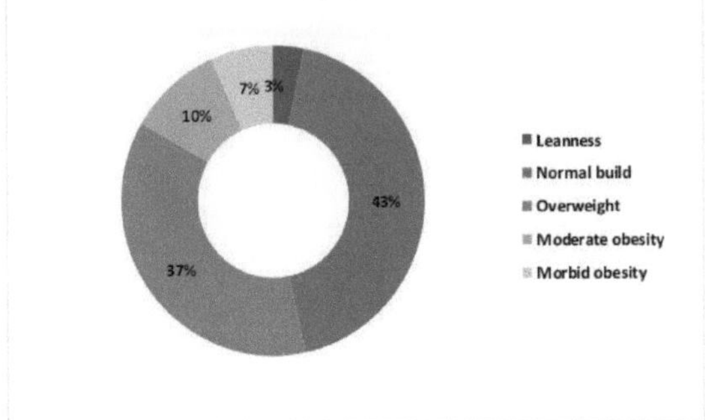


**Figura 12: Distribuição dos doentes de acordo com o IMC**

## 1.3. Sinais funcionais :

No que respeita aos sinais funcionais, a maioria dos doentes apresentava obstipação (77%). A iterícia estava presente em 63%. (Figura 13)

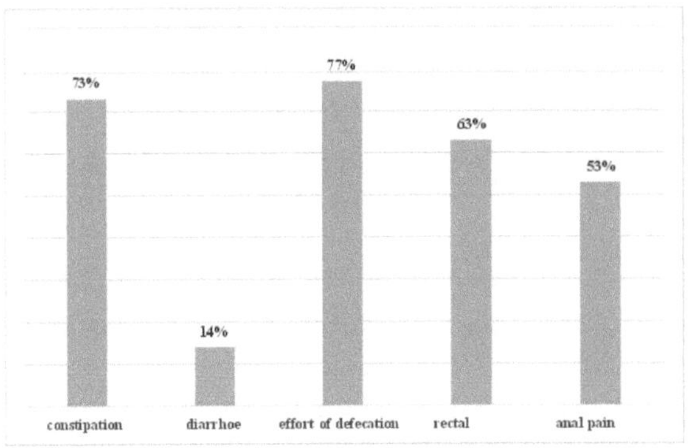


**Figura 13: Distribuição dos doentes de acordo com os sinais funcionais**

**- Início da doença :**

Os sinais funcionais associados às hemorróidas (dor anal, corrimento rectal) estavam presentes há uma semana em 8 doentes, há 1 mês em 4 outros, há 6 meses em 6 doentes e há mais de um ano nos últimos 6 doentes.

**- Início da doença nas mulheres após a gravidez:**

A doença hemorroidária foi descoberta durante a gravidez em 1/3 das doentes.

## - Classificação das hemorróidas :

As hemorróidas internas foram as mais comuns nos nossos doentes (Figura 14).

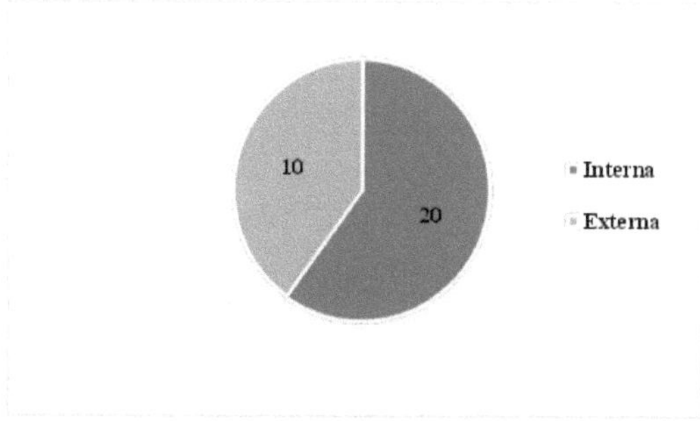


**Figura 14: Distribuição dos doentes por tipo de hemorroida**

## - Graus de hemorróidas internas:

A maioria dos doentes com hemorróidas internas era de grau 2, como se pode ver na Figura 15.

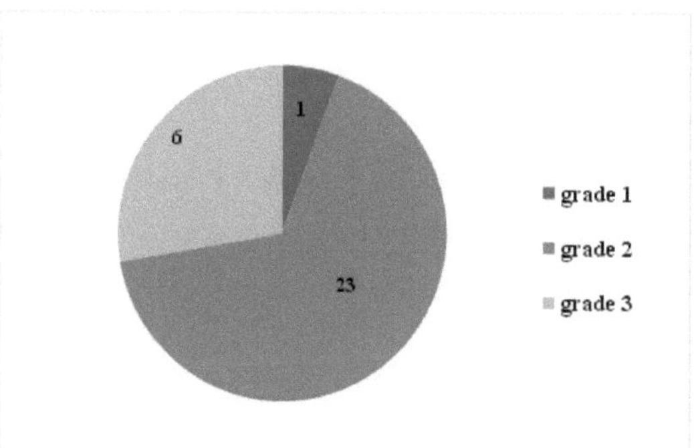


**Figura 15: Distribuição dos doentes de acordo com o grau da hemorroida**

## - A presença de trombose hemorroidária :

Dezassete doentes apresentavam trombose hemorroidária. Estas eram principalmente hemorróidas externas (10 doentes tinham hemorróidas externas e 7 doentes tinham hemorróidas internas).

## 1.4. Controlo biológico :

### 1.4.1. Nível de hemoglobina :

A anemia hipocrómica microcítica foi observada em 60% dos doentes (Figura 16).

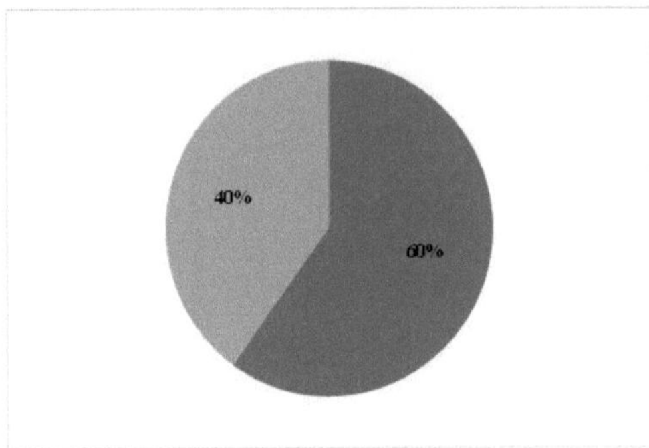


**Figura 16: Distribuição dos doentes de acordo com a presença de anemia**

### 1.5. Dados da colonoscopia :

A maioria dos doentes (23) foi submetida a colonoscopia. Esta era normal, exceto para hemorróidas em todos estes doentes.

### 1.6. O tratamento atual :

A maioria dos doentes foi tratada localmente (47%). A terapia venotónica foi prescrita em 30% dos casos. O tratamento da obstipação foi prescrito em ¾ dos doentes.

## 2. Estudo comparativo :

### 2.1. Comparação das características demográficas :

### 2.1.1. Comparação entre géneros :

Os 2 grupos eram comparáveis em relação ao género (p=0,791), como mostra a figura abaixo. (Figura 17)

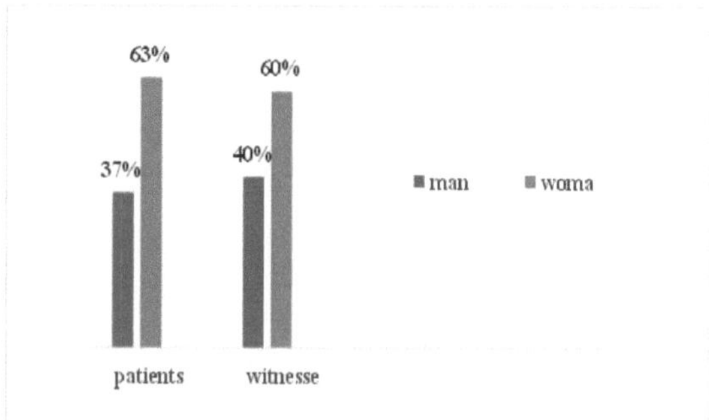


**Figura 17: Repartição dos dois grupos por género**

## 2.1.2. Comparação por idade :

A idade média dos indivíduos no grupo de controlo foi de 44,5 ± 19,8 anos, e foi comparável à do grupo de doentes (p = 0,069) (Figura 18).

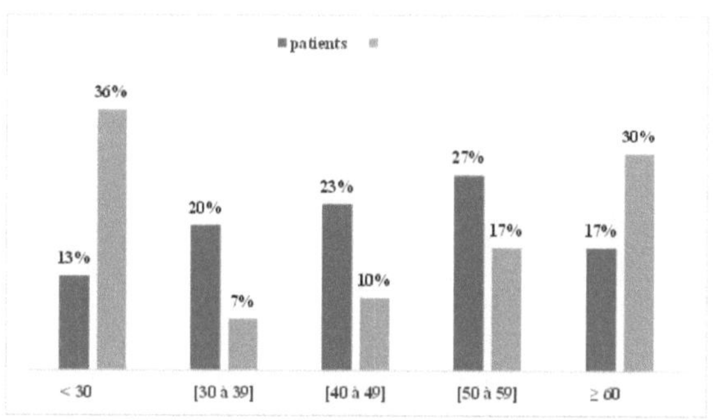


**Figura 18: Repartição da população por grupo etário**

## 2.1.3. Comparação por antecedentes pessoais :

Em termos de antecedentes patológicos, os dois grupos eram comparáveis (p=0,484) (Figura 19).

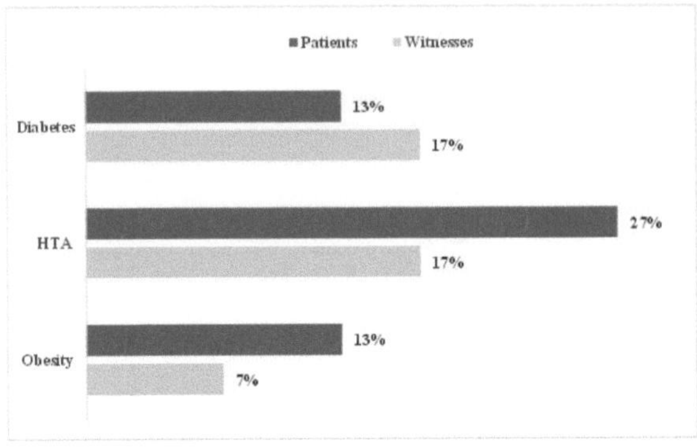


**Figura 19: Repartição dos grupos por historial médico**

O nosso estudo mostrou que 43% dos doentes e 13% dos controlos tinham obstipação crónica, com uma diferença significativa (**p = 0,01**) (Figura 20).

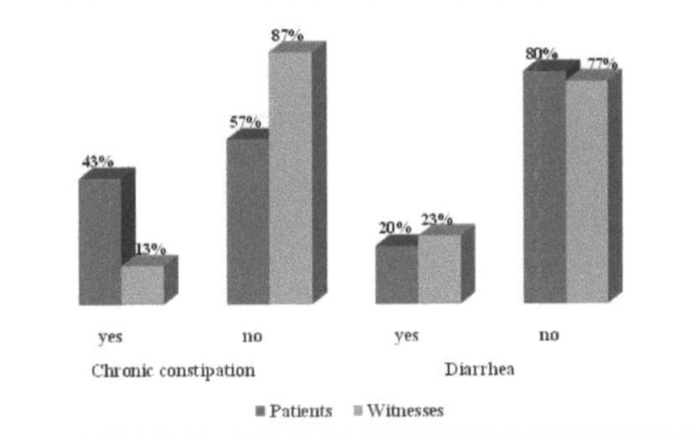


**Figura 20: Comparação dos grupos de acordo com as perturbações de trânsito**

## 2.1.4. Comparação por nível de atividade física :

No grupo de doentes, 33% dos doentes eram sedentários, em comparação com 37% no grupo de controlo. A diferença no PNA entre os dois grupos não foi estatisticamente significativa (p = 0,518). A distribuição dos grupos de acordo com o nível de atividade física é apresentada na figura 21.

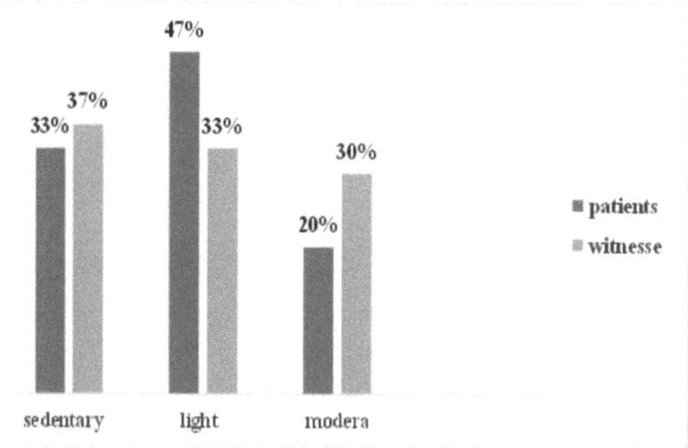



**Figura 21: Repartição dos grupos por nível de atividade física**

## 2.2. Comparação por peso e IMC :

As diferenças entre o grupo de doentes e o grupo de controlo foram estatisticamente significativas para o peso e o IMC (p = 0,001) (Quadro IV)

**Quadro IV: Comparação dos dois grupos em função do peso e do IMC**

| | Doentes | | | Testemunhas | | | P |
|---|---|---|---|---|---|---|---|
| | Média ± DP | Mínimo | Máximo | Média ± DP | Mínimo | Máximo | |
| Peso (kg) | 74,16 ± 18,34 | 46,5 | 121,0 | 59,72 ± 14,08 | 40,0 | 89,5 | 0,001 |
| IMC (kg/m²) | 26,99 ± 5,86 | 17,90 | 43,90 | 22,18 ± 4,59 | 14,00 | 32,70 | 0,001 |

IMC: índice de massa corporal DP: desvio padrão

## 2.3. Comparação por estilo de vida :

**- Tabaco :**
O nosso estudo concluiu que 73% do grupo de doentes e 73% do grupo de controlo fumavam, sem diferença significativa (p=0,99).

**- Álcool :**
O consumo de álcool foi de 17% no grupo de doentes e de 13% no grupo de controlo, sem diferença significativa (p = 0,718).

## 2.4.Resultados do inquérito alimentar :

### 2.4.1. Comparação dos grupos segundo os hábitos alimentares :

**- Consumo médio de água :**

O consumo de água foi baixo (<1L/d) em 47% dos doentes e 30% dos controlos (p=0,791). Os outros resultados para o nível de consumo de água são mostrados na Figura 22 e não houve diferença estatisticamente significativa entre os grupos (p=0,297).

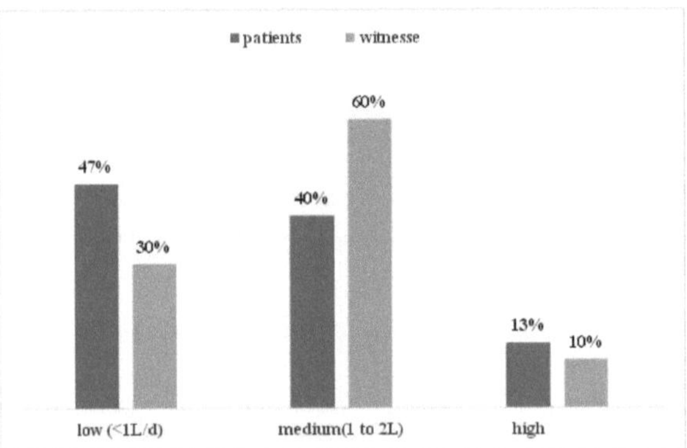


**Figura 22: Comparação dos grupos de acordo com o consumo de água**

**- Consumo de alimentos salgados :**

O consumo de alimentos salgados não foi estatisticamente diferente entre os dois grupos (p = 0,99), como mostra a Figura 23.

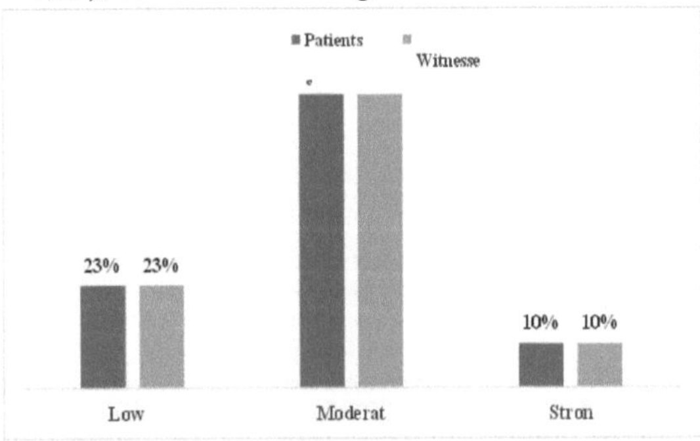


**Figura 23: Comparação dos grupos de acordo com o consumo de alimentos salgados**

**- Consumo de alimentos picantes (colorau, pimenta, malagueta, gengibre, etc.):**

O consumo elevado de alimentos condimentados foi observado em 43% dos doentes com doença hemorroidária e em apenas 7% dos indivíduos do grupo de controlo. Houve uma diferença estatisticamente significativa entre os dois grupos (p = 0,004) (figura 24).

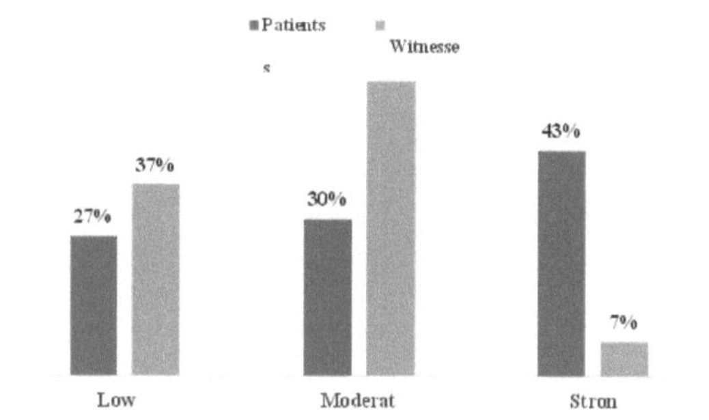


**Figura 24: Comparação dos grupos de acordo com o consumo de alimentos condimentados**

**- Consumo de condimentos fortes (pepinos vinagre, molhos picantes, óleos picantes, mostarda, etc.):**

O consumo de condimentos fortes foi baixo em ambos os grupos, sem diferença significativa (p = 0,892) (Figura 25).

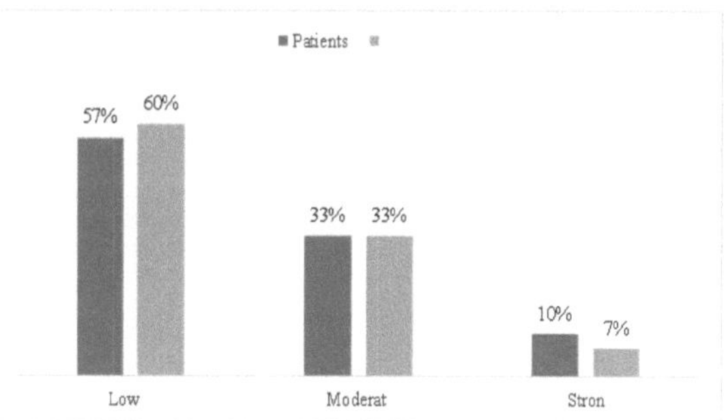


**Figura 25: Comparação dos grupos de acordo com o consumo de condimentos fortes**

- **Consumo de café :**

A maioria dos doentes de ambos os grupos consumia apenas um café por dia. Não houve diferença significativa entre os grupos de doentes e de controlo (p = 0,688) (Figura 26).

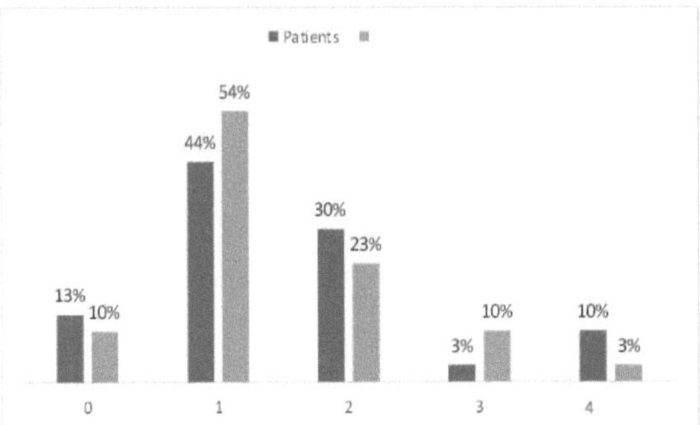

**Figura 26: Comparação dos grupos de acordo com o consumo de café**

- **Consumo de chá :**

A maioria dos doentes (60%) e dos controlos (70%) não bebia chá. A diferença entre os grupos não foi significativa (p = 0,417) (Figura 27).

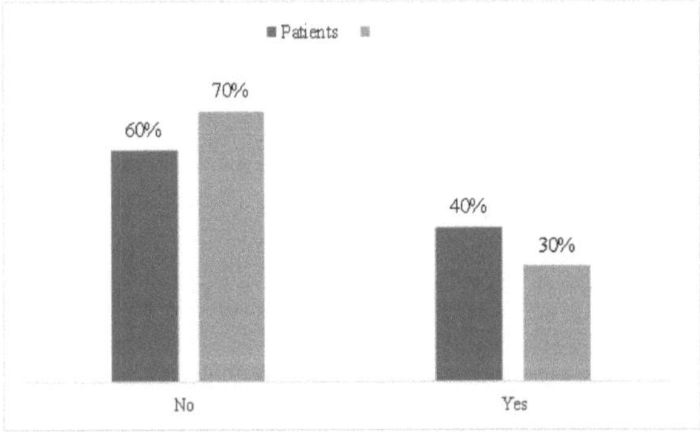

**Figura 27: Comparação dos grupos de acordo com o consumo de chá**

## 2.4.2. Comparação dos grupos de acordo com a frequência alimentar utilizando o questionário de frequência alimentar :

Os doentes foram divididos em dois subgrupos de acordo com a frequência com que comiam duas vezes por semana. Verificou-se que os doentes com hemorróidas comiam legumes e fruta com menos frequência do que os controlos, mas não houve uma diferença significativa. Da mesma forma, o grupo doente consumia leite e produtos lácteos com menos frequência do que o grupo de controlo, com uma diferença estatisticamente significativa (p=0,06). No entanto, não se registou uma diferença significativa entre os dois grupos na frequência do consumo de carne.

A Tabela V compara os dois grupos de acordo com a frequência alimentar.

**Tabela V: Comparação dos grupos de acordo com a frequência alimentar**

| | Les malades (n = 30) | Les témoins (n = 30) | P |
|---|---|---|---|
| **Les fruits** | | | |
| ≤ 2 fois / semaine | 37% | 30% | 0,9 |
| > 2 fois / semaine | 63% | 70% | |
| **Les légumes** | | | |
| ≤ 2 fois / semaine | | 63% | 0,6 |
| > 2 fois / semaine | 73% | 37% | |
| | 27% | | |
| **Les céréales complètes** | | | |
| ≤ 2 fois / semaine | 77% | 83% | 0,2 |
| > 2 fois / semaine | 23% | 17% | |
| **Les fruits secs** | | | |
| ≤ 2 fois / semaine | 63% | 93% | 0,02 |
| > 2 fois / semaine | 37% | 7% | |
| **Les légumineuses** | | | |
| ≤ 2 fois / semaine | 94% | 92% | 1 |
| > 2 fois / semaine | 6% | 8% | |
| **Viande de bœufs** | | | |
| ≤ 2 fois / semaine | 90% | 100% | 0,07 |
| > 2 fois / semaine | 10% | 0% | |
| **Viande de moutons** | | | |
| ≤ 2 fois / semaine | 98% | 87% | 0,3 |
| > 2 fois / semaine | 2% | 13% | |
| **Viande de volailles** | | | |
| ≤ 2 fois / semaine | 17% | 10% | 0,3 |
| > 2 fois / semaine | 83% | 90% | |
| **Poissons** | | | |
| ≤ 2 fois / semaine | 93% | 90% | 0,894 |
| > 2 fois / semaine | 67% | 10% | |
| **Les produits laitiers** | 32% | 16% | 0,06 |
| ≤ 2 fois / semaine | 68% | 84% | |
| > 2 fois / semaine | | | |

Comparação dos grupos de acordo com a ingestão de macronutrientes e de fibras:
No nosso trabalho, não encontrámos diferenças significativas entre os doentes
com hemorróidas e os indivíduos do grupo de controlo no que diz respeito à
ingestão de macronutrientes e de fibras. No entanto, a ingestão de calorias,
proteínas e gorduras foi mais elevada nos doentes do que nos controlos. Em
contrapartida, o consumo de fibras (g/dia) foi inferior nos doentes do que nos
controlos, sem diferença significativa (p = 0,406). (Quadro VI)

**Tabela VI: Comparação dos grupos de acordo com a ingestão de
macronutrientes e fibras**

| | Les malades<br>(n = 30) | Les témoins<br>(n = 30) | P |
|---|---|---|---|
| Apport calorique<br>(kcal /j) | 1948,87 ± 457,819<br>[1112-2777] | 1918.73 ± 357.691<br>[1043-2704] | 0.088 |
| Apport glucidique<br>En %<br>En g/j | 43.507 ± 4.554<br>214.100 ± 61.579 | 46.367 ± 5.148<br>219.500 ± 51.076 | 0.218<br>0.965 |
| Apport protidique<br>En %<br>En g/j | 13.583 ± 2.167<br>65.277 ± 14.858 | 12.563 ± 1.788<br>59.077 ± 13.403 | 0.185<br>0.99 |
| Apport lipidique<br>En %<br>En g/j | 39,483 ± 5,7325<br>85,347 ± 19,5909 | 38,183 ± 4,9376<br>80,730 ± 20,6426 | 0.482<br>0,478 |
| Apport en fibres<br>(g/j) | 19,750 4,9240<br>[10,6-30,3] | 22,017 4,1187<br>[13,4-31,2] | 0.406 |

## 2.4.3. Comparação dos grupos em função dos hábitos alimentares :

### - Mordiscando:

A mordidela foi frequente nos doentes com hemorróidas, o que não se verificou
no grupo de controlo. No entanto, a diferença não foi significativa (p = 0,3)
(Figura 28).

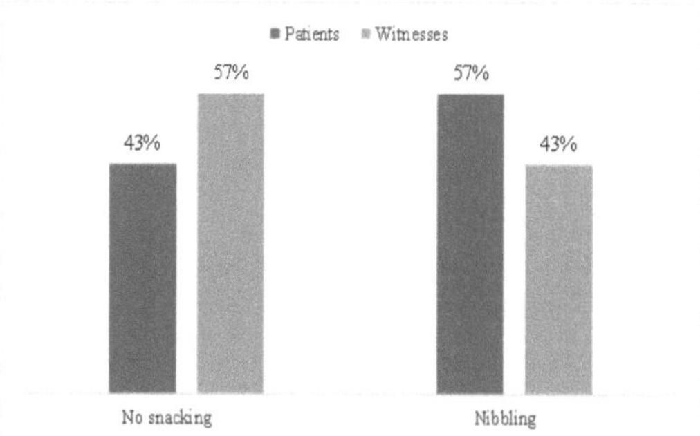


**Figura 28: Repartição dos grupos por hábitos de petiscar**

**- Saltar refeições :**

A Figura 31 mostra a frequência de saltar refeições nos dois grupos. não significativa entre as duas categorias (p = 0,2) (Figura 29).

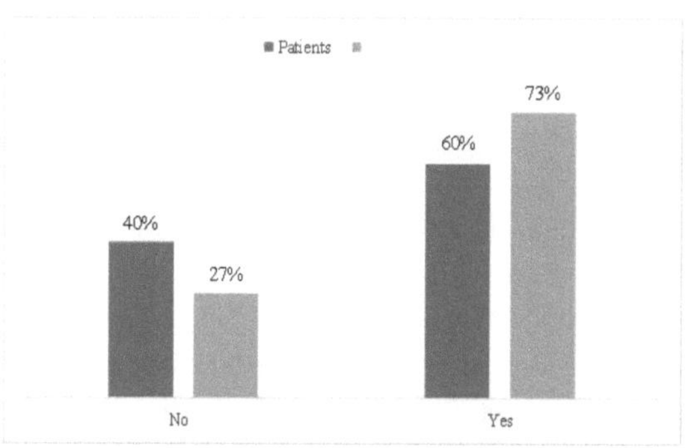


**Figura 29: Repartição dos grupos por tamanho da refeição**

# DISCUSSÃO

## 1. Principais resultados :

Realizámos um estudo descritivo comparativo para identificar os factores epidemiológicos, clínicos e alimentares associados à doença hemorroidária. Para atingir estes objectivos, comparámos dois grupos de pacientes seguidos no serviço de gastrenterologia do Hospital Charles Nicolle, um grupo de 30 pessoas com doença hemorroidária e outro grupo de 30 pacientes voluntários seguidos por outras patologias e que não tinham doença hemorroidária. Na nossa população, as hemorróidas internas foram as mais frequentes. A maioria dos casos eram hemorróidas internas de grau 2 (67%). Nos grupos de doentes e de controlo, houve uma clara predominância do sexo feminino e não houve diferença significativa entre os grupos (p= 0,791). No que diz respeito à idade, a média de idades dos doentes foi de 46,2 anos ± 14,4 anos, sendo comparável à do grupo de controlo, que foi de 44,5 ± 19,8 anos (p=0,069). A maioria dos doentes tinha um nível de escolaridade elevado (37%), era casada (70%), tinha um estatuto socioeconómico médio (67%) e era oriunda de zonas urbanas (93%). Treze por cento e 7% dos doentes e dos controlos eram obesos. A maioria dos indivíduos tratados por doença hemorroidária apresentava obstipação crónica (73%), significativamente mais frequente do que no grupo de controlo (p=0,01). No que diz respeito ao nível de atividade física, não houve diferença significativa entre os grupos (p= 0,518). De facto, a maioria dos doentes apresentava uma PAN ligeira (47%) e 33% eram sedentários. No grupo de controlo, 37% eram sedentários e 33% apresentavam um PAN ligeiro. O peso e o IMC eram significativamente mais elevados no grupo de doentes (p = 0,001). No que respeita aos resultados do inquérito dietético, o consumo de água foi inferior no grupo de doentes, sem diferença significativa. O consumo de alimentos condimentados apresentou uma diferença significativa (p = 0,004). Os alimentos picantes foram mais consumidos pelos doentes que sofrem de doença hemorroidária. A fruta e os legumes, que eram mais consumidos pelos controlos, e a carne de vaca eram mais consumidos pelos doentes com doença hemorroidária, mas a diferença não era significativa entre os grupos. O consumo de calorias, de proteínas e de gorduras foi mais elevado nos doentes, sem diferença significativa. O consumo de fibras (g/dia) foi superior nos controlos, sem diferença significativa (p = 0,406).

## 2. Os pontos fortes e as limitações do estudo :

O nosso estudo tem alguns pontos fortes, em primeiro lugar, a utilização de um inquérito de frequência e de um inquérito do tipo história alimentar, que é um tipo específico de inquérito. Em segundo lugar, os dados do inquérito foram analisados com o software Nutrilog, a fim de identificar os factores de risco alimentar em relação à patologia estudada. Em terceiro lugar, foi incluído um grupo de controlo para identificar os factores associados à doença hemorroidária. Finalmente, poucos estudos investigaram o impacto dos hábitos alimentares no risco de desenvolver doença hemorroidária. No entanto, existem algumas limitações, nomeadamente a pequena dimensão dos dois grupos. Este facto deveu-se à curta duração da colocação e à recusa de alguns doentes em preencher o questionário. A pequena dimensão da amostra pode reduzir a força do estudo estatístico.

## 3. Características gerais :
### 3.1. O género:

No nosso estudo, as mulheres predominaram tanto no grupo de doentes (67%) como no grupo de controlo (60%), sem diferença significativa entre os grupos. Esta predominância feminina foi encontrada noutro estudo tunisino realizado por Labidi et al[11]. Neste estudo, o rácio F/H entre os sexos foi de 1,17. No entanto, outros estudos, como o de Sangaré (razão sexual = 4,5) [12] e o de Dicko et al (razão sexual = 2,94) [13], registaram resultados diferentes, com uma predominância do sexo masculino nos doentes com hemorróidas.

### 3.2. Idade :

A idade média dos pacientes foi de 46,2 ± 14,4 anos, com extremos variando de 21 a 67 anos. Não houve diferença significativa entre os dois grupos (p = 0,069). Esses dados foram próximos aos resultados do estudo de Labidi et al, no qual a média de idade dos indivíduos com doença hemorroidária foi de 42 ± 11,8 anos [11]. Estes resultados são consistentes com a literatura, que refere que a doença hemorroidária aumenta com a idade, atingindo o seu pico entre os 45 e os 65 anos, e depois diminui [14].

### 3.3. Educação e nível socioeconómico :

A maioria dos doentes tinha um nível de escolaridade mais elevado (37%). No presente estudo, o nível educacional não teve impacto na patologia hemorroidária, o que está de acordo com o estudo de Riss et al [15]. No que diz respeito ao nível socioeconómico, a maioria dos doentes tinha um nível socioeconómico médio (67%), 23% tinham um nível elevado e 10% tinham um nível socioeconómico baixo. Ao rever a literatura, outros estudos mostraram uma associação entre a doença hemorroidária e o aumento do nível socioeconómico [16]. Este facto não se verificou na nossa série.

### 3.4. História pessoal e familiar :

Em termos de antecedentes pessoais, a diabetes, a hipertensão e a obesidade estavam presentes em 13%, 27% e 13% dos casos, respetivamente. Em termos de antecedentes familiares, a diabetes (60%) e a hipertensão arterial (47%) foram as patologias mais frequentemente identificadas. A história familiar de obstipação crónica foi observada em 7% dos doentes. Uma revisão da literatura revelou uma associação entre uma história familiar de hemorróidas e obstipação crónica e doença hemorroidária [17].

### 3.5. História ginecológica :

A doença hemorroidária foi descoberta durante a gravidez em 1/3 das mulheres do nosso estudo. Os autores mostraram que, durante a gravidez, uma em cada dez mulheres está em risco de ter doença hemorroidária e uma em cada cinco mulheres desenvolve esta condição após o parto [18]. Sobre o mesmo assunto, outro estudo mostrou que a prevalência de hemorróidas geralmente ocorre entre o último trimestre da gravidez e o primeiro mês após o parto [19]. Em consonância com estes resultados, o estudo de Laurent et al mostrou que a trombose das hemorróidas externas afectava 8% das mulheres durante o último trimestre da gravidez e 20% das mulheres imediatamente após o parto [20]. De facto, vários estudos concluíram que os episódios da vida genital da mulher, como a gravidez e o parto, são factores de risco para a doença hemorroidária [21,22]. Outros estudos sugerem que as flutuações do ciclo hormonal contribuem para os sintomas hemorroidais [23].

### 3.6. Nível de atividade física :

No que diz respeito à atividade física, o nosso estudo revelou que 33% dos doentes eram sedentários, 47% tinham PNA ligeira e 20% tinham PNA moderada. Estes resultados são comparáveis aos do grupo de controlo (p=0,518). Os resultados de diferentes estudos relativos à atividade física e à doença hemorroidária são discordantes. O estudo de Jong Hyun Lee et al, não encontrou uma associação entre a atividade física [24], como foi o caso no nosso estudo. Por outro lado, o estudo de Perry et al mostrou que um estilo de vida sedentário estava associado a um risco elevado de patologia hemorroidária [25]. Da mesma forma, o estudo de François Pigot et al concluiu que a falta de atividade física é um fator de risco independente para ataques hemorroidários [26]. No estudo de Shin et al, foi sugerido que se continuasse a fazer exercício e que se seleccionasse um programa de treino adequado. Isto ajuda a manter um sistema regular, promove a saúde do cólon e pode mesmo prevenir a obstipação e os problemas gastrointestinais. Em resumo, recomenda-se que os doentes pratiquem uma atividade física moderada, ou seja, 20 a 60 minutos, 3 a 5 dias por semana, uma vez que melhora a qualidade de vida e pode ajudar a gerir eficazmente as hemorróidas sintomáticas [27].

### 3.7.Estilo de vida :

No que diz respeito ao consumo de tabaco, o nosso estudo mostrou que 73% dos doentes e 73% dos controlos fumavam. Não se registou qualquer diferença significativa entre os grupos. Estes resultados são muito semelhantes aos relatados na literatura, onde não foi encontrada qualquer correlação entre o tabagismo e a doença hemorroidária [24,25]. Em contraste, Soo Hong et al, no seu estudo, concluíram que o tabagismo era um fator independente na doença hemorroidária [28]. O consumo de álcool foi mais elevado no grupo de doentes (17%) em comparação com o grupo de controlo (13%), sem diferença estatisticamente significativa (p= 0,718). Os dados relativos à associação entre o álcool e a doença hemorroidária são controversos. Alguns estudos demonstraram que não existe relação estatística entre o álcool e as hemorróidas [16,25,29,30]. Por outro lado, Pigot et al concluíram que o consumo de álcool é um fator de risco para ataques hemorroidais [26]. No mesmo contexto, um estudo de caso-controlo mostrou que o álcool é um fator que favorece a patologia hemorroidária (p= 0,01) [6].

### 4. Medidas antropométricas :

O peso médio dos doentes foi de 74,6 ± 18,34 kg e o IMC médio foi de 28,99 ± 5,86 kg/m². O excesso de peso, a obesidade de grau 1 e a obesidade de grau 2 foram encontrados em 37%, 10% e 7% dos doentes, respetivamente. O nosso estudo revelou uma diferença estatisticamente significativa no peso e no IMC entre os dois grupos (p=0,001). Os nossos resultados estão de acordo com a literatura. Por exemplo, o estudo de Riss et al. mostrou que a obesidade tem um impacto significativo no aparecimento da doença hemorroidária. De facto, qualquer aumento do IMC aumenta o risco de doença hemorroidária em 3,5% [31]. Da mesma forma, outros estudos confirmaram a correlação entre a doença hemorroidária e a obesidade [15,24]. No entanto, Peery et al não encontraram qualquer correlação entre hemorróidas e excesso de peso ou obesidade [25].

## 5.  Características clínicas :
### 5.1.Classes de hemorróidas :

As hemorróidas internas foram as mais comuns na nossa população (60%) com uma predominância de hemorróidas internas de grau 2 (67%). Em contraste, no estudo de Riss et al, as hemorróidas internas de grau 1 foram as mais comuns (72,89%) [15]. Este facto pode ser explicado pela natureza operador-dependente da classificação das hemorróidas, particularmente a diferenciação entre os graus 1 e 2.

### 5.2.Perturbações de trânsito :

Em comparação com o grupo de controlo, a obstipação crónica era comum nos doentes com doença hemorroidária. De facto, 43% tinham uma história crónica de obstipação e 73% tinham obstipação no momento do inquérito. Esta perturbação do trânsito era significativamente mais frequente do que no grupo de controlo (p= 0,01). A obstipação crónica é considerada um fator de risco importante para a doença hemorroidária. Este facto foi demonstrado no nosso estudo e na literatura. Por exemplo, um estudo publicado por Diarra M et al, concluiu que a obstipação era um fator de risco importante para o aparecimento de hemorróidas (58,3% dos doentes que sofriam de hemorróidas tinham obstipação)[32] . Da mesma forma, um estudo saudita mostrou que 40% dos indivíduos com hemorróidas tinham relatado obstipação crónica [17]. No mesmo contexto, Peery et al, no seu estudo, concluíram que a obstipação durante pelo menos 25% do tempo estava associada a uma maior prevalência de doença hemorroidária [25]. Estes dados foram confirmados por Riss et al, que publicaram um estudo transversal de participantes que tinham sido submetidos a colonoscopia, e verificaram que a obstipação era significativamente mais frequente em doentes com hemorróidas do que em doentes sem hemorróidas (P= 0,0113) [31]. Esta associação entre doença hemorroidária e obstipação pode ser explicada pelo esforço para evacuar fezes duras, o que pode desencadear patologia hemorroidária e sinais associados [33,34]. Estudos mais raros não mostraram qualquer associação entre obstipação e doença hemorroidária, como o estudo de Johanson et al [35]. Estes resultados são inconsistentes com os resultados de estudos anteriores que encontraram uma associação significativa entre a diarreia e a presença de hemorróidas [21,35,36].

## 5.3. Outros sinais funcionais :

A prevalência de corrimento rectal no nosso estudo (67%) foi superior à encontrada no estudo de Pigot et al (56%)[26]. Foram registadas prevalências mais elevadas de hemorragia rectal noutros estudos, como o de Pravin et al (96%)[37]. Este facto pode ser explicado pelos diferentes graus de hemorróidas. No que diz respeito à frequência da dor anal, os nossos resultados foram próximos dos achados dos estudos de Diarra et al [32], Pigot et al [26] e Dicko [13]. O nosso estudo revelou que a maioria dos doentes (77%) fazia esforço durante a defecação, o que foi comprovado pelo estudo de Oberi et al, que as práticas de defecação estão significativamente correlacionadas com uma maior frequência de sintomas de hemorróidas [17].

## 6. Inquérito alimentar :
## 6.1. Consumo médio de água :

O nosso inquérito concluiu que metade dos indivíduos com hemorróidas apresentava um baixo consumo de água (<1l/d). Este consumo era inferior ao do grupo de controlo, mas a diferença não era significativa (p= 0,791). Os nossos resultados são muito semelhantes aos relatados na literatura. De facto, vários estudos demonstraram que o baixo consumo de água é responsável pelo agravamento da patologia hemorroidária, nomeadamente o estudo de Sielezneff et al, que encontrou uma diferença significativa entre o grupo hemorroidário e o grupo de controlo no que diz respeito ao consumo de água (p=0,008) [6]. Também o estudo tunisino de Labidi et al, mostrou que um consumo diário de água < 2L aumentou significativamente o risco de doença hemorroidária interna [11]. Esta associação entre a doença hemorroidária e o consumo de água pode ser explicada pelo efeito da água na consistência das fezes. Foi sugerido que o consumo diário de água tem um impacto significativo tanto na frequência como no volume dos movimentos intestinais [38]. Além disso, o aumento do conteúdo de água no intestino produz fezes mais macias que são mais fáceis de evacuar através do trato gastrointestinal [39].

## 6.2. Consumo de alimentos salgados :

O nosso estudo revelou que não houve diferença no consumo de alimentos salgados entre o grupo doente e o grupo de controlo. Não encontrámos referências bibliográficas sobre o consumo de alimentos salgados e a doença hemorroidária.

## 6.3. Comer alimentos picantes :

No que diz respeito ao consumo de alimentos picantes (paprica, pimenta, malagueta), verificou-se que 40% dos doentes e apenas 7% dos controlos consumiam alimentos picantes. A diferença entre os grupos foi significativa (p=0,004). De acordo com os nossos resultados, vários estudos demonstraram que o consumo elevado de especiarias está associado à doença hemorroidária, nomeadamente o estudo de Pigot et al, que demonstrou que o consumo elevado de especiarias era mais elevado nos doentes do que nos controlos, com uma diferença significativa (p<0,1) [26]. Além disso, o estudo de Sielezneff et al concluiu que o consumo excessivo de especiarias poderia estar envolvido no desenvolvimento de hemorróidas [6]. Resultados contraditórios foram relatados no estudo de Labidi et al. Os autores observaram que o consumo de alimentos picantes, particularmente pimenta e pó de chili, era significativamente menos frequente nos doentes do que nos controlos [11].A evidência demonstrou que os alimentos picantes têm um efeito irritante nas hemorróidas e podem também exacerbar os problemas hemorroidais ao provocar contracções musculares no intestino, o que pode interferir com o processo de defecação [40].

## 6.4. Consumo de condimentos fortes :

No nosso estudo não encontrámos diferenças significativas entre os dois grupos no que diz respeito ao consumo de condimentos fortes (p= 0,892). Infelizmente, não encontrámos nenhum estudo anterior que tenha investigado esta associação.

## 6.5. Consumo de café e chá :

O nosso estudo concluiu que a maioria dos doentes de ambos os grupos consumia apenas uma chávena de café por dia, e a diferença não foi significativa (p=0,688). O consumo de chá também foi comparável entre os dois grupos (p=0,417). Os nossos resultados confirmam os da literatura, onde não foi encontrada qualquer correlação entre o consumo de café e chá e as hemorróidas [6,11].

## 6.6. Inquérito de frequência alimentar :

Verificou-se que os doentes com hemorróidas consumiam alimentos ricos em fibras (vegetais, fruta e leguminosas) com menos frequência do que os controlos, ao contrário do que acontecia com os doentes com hemorróidas. O consumo de cereais integrais e de frutos secos foi maior nos doentes do que nos controlos, com uma diferença significativa para os frutos secos (p= 0,02). Isto pode dever-se ao facto de o questionário de frequência alimentar avaliar a frequência da ingestão de alimentos e não ser suficientemente sensível para medir a ingestão absoluta de nutrientes específicos. Os nossos resultados são consistentes com os dados do estudo de Labidi [11], que descobriu que o consumo de alimentos ricos em fibras era significativamente maior em pacientes sem hemorróidas. Relativamente ao consumo de leite e produtos lácteos, verificámos um consumo menos frequente destes produtos nos doentes com hemorróidas, com uma diferença próxima da significância (p=0,06), o que é consistente com os resultados do estudo de Labidi et al [11]. Este último estudo não mostrou qualquer impacto do consumo de carne na patologia hemorroidária, o que foi o caso no nosso estudo.

## 6.7. Estimativa da ingestão de macronutrientes e fibras :

Quando a ingestão de calorias dos dois grupos foi avaliada, verificou-se que era mais elevada no grupo doente do que no grupo de controlo (1948,87 ± 457,819 versus 1918,73 ± 357,691, p=0,08). Da mesma forma, a ingestão de proteínas e hidratos de carbono foi superior nos doentes, mas sem diferença significativa. Estes resultados são consistentes com estudos anteriores, que não encontraram correlação entre a ingestão de calorias, proteínas e hidratos de carbono e a patogénese da doença hemorroidária [6,24]. No que diz respeito à ingestão de lípidos, não encontrámos uma diferença significativa entre os dois grupos, o que está de acordo com os resultados dos estudos de Labidi et al e Lee JH et al [11,24]. No entanto, no seu estudo, Seilezneff et al encontraram uma maior ingestão de lípidos em indivíduos doentes [6]. Em termos de ingestão diária de fibras, os indivíduos com hemorróidas consumiram menos fibras do que os controlos, mas não encontrámos uma diferença significativa entre os dois grupos. Os dados relativos à relação entre a ingestão de fibras e a doença hemorroidária são ainda objeto de debate. Durante muito tempo, pensou-se que uma dieta pobre em fibras aumentava o risco de hemorróidas, mas tal não foi comprovado em vários estudos. De facto, no nosso estudo e noutras publicações anteriores, a ingestão de fibras foi semelhante entre os dois grupos [6,24,25]. No entanto, no estudo de Laabidi et al, a análise concluiu que uma ingestão diária de fibra < 12 g aumentou significativamente o risco de doença hemorroidária interna [11]. Além disso, Alonso-Coello et al demonstraram que os suplementos de fibras reduziram o risco de hemorragia em 50% e de sintomas persistentes em 47%, mas estes suplementos não tiveram qualquer efeito na dor ou no prolapso hemorroidário [41]. Dado que a obstipação está ligada à ingestão de fibras, as directrizes recentes recomendam suplementos de fibras alimentares como um tratamento eficaz para as hemorróidas sintomáticas. De facto, a ingestão de fibras alimentares está positivamente correlacionada com o aumento da frequência e do volume das fezes em doentes com obstipação [42], o que poderia indiretamente melhorar a doença hemorroidária. Uma ingestão elevada de fibras pode também amolecer as fezes, tornando-as mais fáceis de evacuar e reduzindo o esforço necessário durante a defecação [43].

# AS RECOMENDAÇÕES

No final da nossa análise aprofundada e com o objetivo de propor recomendações relevantes para melhorar a gestão da doença hemorroidária, sugerimos as seguintes medidas:

- Evitar a obstipação aumentando a ingestão diária de fibras provenientes de frutas e legumes, a fim de cumprir uma recomendação específica de, pelo menos, 25 a 35 g por dia, estabelecida pela Autoridade Europeia para a Segurança dos Alimentos (EFSA) [44].
- Além disso, é importante reconhecer o impacto significativo do simples ato de se manter hidratado, bebendo água. Esta prática é recomendada porque uma hidratação correcta através do consumo de quantidades adequadas de água e líquidos pode ajudar a amolecer as fezes e a prevenir a obstipação.
- Como os alimentos picantes são considerados um fator desencadeante da doença hemorroidária no nosso estudo, recomendamos que se evitem os alimentos picantes devido ao seu efeito irritante para as hemorróidas.

- Reduzir o peso corporal em caso de excesso de peso, dado que a obesidade é a forma mais comum de obesidade. significativamente um fator de risco para a doença estudada.

# CONCLUSÃO

A doença hemorroidária, uma doença comum que afecta cerca de 40% da população adulta, pode afetar a qualidade de vida apesar da sua natureza benigna. Caracteriza-se por sintomas como dor anal, corrimento rectal, prolapso hemorroidário e prurido, e é influenciada por uma variedade de factores de risco, incluindo a idade, factores hereditários, gravidez, obstipação, inatividade física, álcool e hábitos alimentares. O objetivo primário era identificar os hábitos alimentares associados à doença hemorroidária. Os objectivos secundários foram identificar os factores epidemiológicos e clínicos associados à doença hemorroidária. No nosso estudo, os hábitos alimentares foram identificados através de um inquérito sobre a história e frequência alimentar. Verificou-se que um índice de massa corporal (IMC) elevado, a presença de obstipação e um consumo elevado de alimentos condimentados estavam significativamente associados à doença hemorroidária.

# BIBLIOGRAFIA

[1] Tratamento, sintomas, causas e prevenção das hemorróidas. Clevel Clin n.d. https://my.clevelandclinic.org/health/diseases/15120-hemorrhoids (acedido a 8 de maio de 2024).

[2] Montenon I. Hemorróidas: alimentos a evitar em caso de crise hemorroidária. Qare n.d. https://www.qare.fr/sante/alimentation-saine/hemorroides-les-aliments-a-eviter/ (acedido em 8 de maio de 2024).

[3] Barroyer P. Gestão da doença hemorroidária. Atual Pharm 2022;61:27-8. https://doi.org/10.1016/j.actpha.2022.07.024.

[4] De Marco S, Tiso D. Estilo de vida e factores de risco na doença hemorroidária. Front Surg 2021;8. https://doi.org/10.3389/fsurg.2021.729166.

[5] Lohsiriwat V. Treatment of hemorrhoids: A visão de um coloproctologista. World J Gastroenterol WJG 2015;21:9245-52. https://doi.org/10.3748/wjg.v21.i31.9245.

[6] Sielezneff I, Antoine K, Lécuyer J, Saisse J, Thirion X, Sarles JC, et al [Existe uma correlação entre os hábitos alimentares e a doença hemorroidária?] Presse Medicale Paris Fr 1998;27:513-7.

[7] G J, Kr W. Avaliação do nível de atividade física com duas perguntas: validação com água duplamente marcada. Int J Obes 2005 2008;32. https://doi.org/10.1038/ijo.2008.42.

[8] Classificação da obesidade e do excesso de peso nos adultos segundo o índice de massa corporal (IMC) ou (IMC) n.a. https://www.aly-abbara.com/utilitaires/calcul%20imc/IMC_en_classification.html (acedido em 8 de maio de 2024).

[9] Obesity and overweight n.d. https://www.who.int/fr/news-room/fact-sheets/detail/obesity-and- overweight (acedido a 8 de maio de 2024).

[10] Fantoli M, Coulom P. Which surgical indications for which haemorrhoids? JFHOD Paris, março de 2013. www.fmcgastro. org/wp-content/uploads/ fi le/ppt-2013/pierre- coulommichel-fantoli_ppt.pdf n.d.

[11] Labidi A, Maamouri F, Letaief-Ksontini F, Maghrebi H, Serghini M, Boubaker J. Hábitos alimentares associados à doença hemorroidária interna: um estudo de caso-controlo. Tunis Med 2019;97:572-8.

[12] Sangaré D. Estudo da patologia hemorroidária interna no CHU GT e nos centros de endoscopia digestiva. Curso de Medicina, Bamako, 2009;94 n.d.

[13] Dicko ML. Estudo da doença hemorroidária no serviço de cirurgia geral do

CHU Gabriel Touré. Tese, Med, Bamako, 2007; n°155 n.d.

[14] Frexinos J, Buscail L, Staumont G. In: frexinos, J, Buscail, L, Eds. Hépato gastro-entérologie proctologie 5ª edição. Paris: Masson, 2003:395-401. n.d.

[15] Riss S, Weiser FA, Schwameis K, Riss T, Mittlböck M, Steiner G, et al. A prevalência de hemorróidas em adultos. Int J Colorectal Dis 2012;27:215-20. https://doi.org/10.1007/s00384-011-1316-3.

[16] Loder PB, Kamm MA, Nicholls RJ, Phillips RK. Haemorrhoids: pathology, pathophysiology and aetiology (Hemorróidas: patologia, fisiopatologia e etiologia). Br J Surg 1994;81:946-54. https://doi.org/10.1002/bjs.1800810707.

[17] Oberi IA, Omar Y, Alfaifi AJ, Ayoub RA, Ajeebi Y, Moafa SH, et al. Prevalência de hemorróidas e respectivos factores de risco na população adulta de Jazan, Arábia Saudita. Cureus 2023;15:e45919. https://doi.org/10.7759/cureus.45919.

[18] Dalibon P. Doença hemorroidária. Atual Pharm 2019;58:46-50. https://doi.org/10.1016/j.actpha.2019.01.019.

[19] Gallo G, Martellucci J, Sturiale A, Clerico G, Milito G, Marino F, et al. Declaração de consenso da sociedade italiana de cirurgia colorrectal (SICCR): gestão e tratamento da doença hemorroidária. Tech Coloproctology 2020;24:145-64. https://doi.org/10.1007/s10151-020-02149-1.

[20] Abramowitz L, Benabderrhamane D, Philip J, Pospait D, Bonin N, Merrouche M. [Doença hemorroidária na gravidez]. Presse Medicale Paris Fr 1983 2011;40:955-9. https://doi.org/10.1016/j.lpm.2011.06.015.

[21] Denis J. [A study of some etiological factors in hemorroidal disease (author's transl)]. Arch Fr Mal App Dig 1976;65:529-36.

[22] SAINT P, A P. ANUS AND FEMALE GENITAL PATHOLOGY. ANUS Pathol GENITALE Fem 1976.

[23] Parturier-Albot M, Rouzotte P, Elizalde N. [As hemorróidas e a vida genital da mulher (tradução do autor)]. Arch Fr Mal App Dig 1976;65:537-40.

[24] Lee J-H, Kim H-E, Kang J-H, Shin J-Y, Song Y-M. Factores associados a hemorróidas em adultos coreanos: Inquérito Nacional de Saúde e Nutrição da Coreia. Korean J Fam Med 2014;35:227. https://doi.org/10.4082/kjfm.2014.35.5.227.

[25] Peery AF, Sandler RS, Galanko JA, Bresalier RS, Figueiredo JC, Ahnen DJ, et al. Factores de risco para hemorróidas na colonoscopia de rastreio. PLOS ONE 2015;10:e0139100. https://doi.org/10.1371/journal.pone.0139100.

[26] Pigot F, Siproudhis L, Allaert F-A. Factores de risco associados aos sintomas hemorroidais em consulta especializada. Gastroenterol Clin Biol

2005;29:1270-4. https://doi.org/10.1016/s0399-8320(05)82220-1.

[27] Je S, Hk J, Th L, Y J, H L, Kh S, et al. Directrizes para o diagnóstico e tratamento da obstipação funcional crónica na Coreia, edição revista de 2015. J Neurogastroenterol Motil 2016;22. https://doi.org/10.5056/jnm15185.

[28] Hong YS, Jung KU, Rampal S, Zhao D, Guallar E, Ryu S, et al. Fatores de risco para doença hemorroidária entre adultos coreanos jovens e de meia-idade saudáveis. Sci Rep 2022;12:129. https://doi.org/10.1038/s41598-021-03838-z.

[29] Hong J, Kim I, Song J, Ahn BK. Factores sociodemográficos e estilo de vida associados a hemorróidas sintomáticas: Análise de grandes dados utilizando a base de dados do Serviço Nacional de Seguro de Saúde - Coorte Nacional de Rastreio de Saúde (NHIS-HEALS) na Coreia. Asian J Surg 2022;45:353-9. https://doi.org/10.1016/j.asjsur.2021.06.020.

[30] Acheson RM. Haemorrhoids in the adult male; a small epidemiological study (Hemorróidas no homem adulto; um pequeno estudo epidemiológico). Guys Hosp Rep 1960;109:184-95.

[31] Riss S, Weiser FA, Schwameis K, Mittlböck M, Stift A. Hemorróidas, obstipação e incontinência fecal: existe alguma relação? Colorectal Dis Off J Assoc Coloproctology G B Irel 2011;13:e227-233. https://doi.org/10.1111/j.1463- 1318.2011.02632.x.

[32] Diarra M, Konaté A, Souckho AÉK, Kassambara Y, Tounkara M, Sangaré D, et al [Doença de hemorróidas internas no centro de endoscopia digestiva do Hospital Universitário Gabriel Toure de Bamako]. Mali Med 2015;30:38-41.

[33] SOULLARD J. As hemorróidas existem? Rev proct 1981; 1: 32-34. n.d.

[34] SUDUCA P.; SUDUCA JM. Les hémorroïdes. EMC, Edit technique, Paris, Estomac Intestin, 1990, 9086A105 : 12- 20. n.d.

[35] Johanson JF, Sonnenberg A. Constipation is not a risk fator for hemorrhoids: a case- control study of potential etiological agents. Am J Gastroenterol 1994;89:1981-6.

[36] Delcò F, Sonnenberg A. Associações entre hemorróidas e outros diagnósticos. Dis Colon Rectum 1998;41:1534-41; discussão 1541- 1542.https://doi.org/10.1007/BF02237302.

[37] Gupta PJ. Nova abordagem à doença hemorroidária avançada. Romanian J Gastroenterol 2005;14:361-6.

[38] Klauser AG, Beck A, Schindlbeck NE, Müller-Lissner SA. A baixa ingestão de líquidos diminui a produção de fezes em voluntários saudáveis do sexo masculino. Z Gastroenterol 1990;28:606-9.

[39] Anti M, Pignataro G, Armuzzi A, Valenti A, Iascone E, Marmo R, et al. A

suplementação com água melhora o efeito da dieta rica em fibras na frequência das fezes e no consumo de laxantes em pacientes adultos com obstipação funcional. Hepatogastroenterology 1998;45:727–32.

[40] Ltd HP. Cinco alimentos que as pessoas com hemorróidas devem evitar. HealthMatch 2022. https://healthmatch.io/hemorrhoids/5-foods-to-avoid-with-hemorrhoids (acedido a 13 de maio de 2024).

[41] Alonso-Coello P, Mills E, Heels-Ansdell D, López-Yarto M, Zhou Q, Johanson JF, Guyatt G. Fibre for the treatment of haemorrhoid complications: a systematic review and meta-analysis. Suis J Gastroenterol. 2006 n.d.

[42] Spiller RC. Pharmacology of dietary fibre (Farmacologia da fibra alimentar). Pharmacol Ther 1994;62:407-27. https://doi.org/10.1016/0163-7258(94)90052-3.

[43] Como adicionar mais fibras à suadieta. Mayo Clin n.d. https://www.mayoclinic.org/healthy-lifestyle/nutrition-and-healthy-eating/in-depth/fiber/art-20043983 (acedido em 13 de maio de 2024).

[44] Painel dos Produtos Dietéticos, Nutrição e Alergias (NDA) da AESA. Parecer científico sobre os valores de referência dietéticos para os hidratos de carbono e a fibra alimentar. EFSA J 2010;8:1462. https://doi.org/10.2903/j.efsa.2010.1462.

# APÊNDICES

## Apêndice 1: Questionário

Data:
Ficheiro não
Ficheiro nº.

## 1. Identificação :

Nome completo:

Número de telefone:

Idade

Género: Masculino Feminino

Estado civil: Solteiro(a) Casado(a) Divorciado(a)

Nível de ensino: Primário Secundário Superior Nenhum

Ocupação:Estudante Empregado

Trabalhador por conta própria Desempregado Dona de casa Estatuto socioeconómico: Baixo Médio Bom Origem geográfica: Urbana Rural

Nível de atividade física :

Sedentário (pouco ou nenhum exercício)

Ligeiro Moderado Ativo

## 2. ATCDS :
**Pessoal**
**Família**

Diabetes HTA
Obesidade
Prisão de ventre crónica Diarreia
Doenças do aparelho digestivo
Outros Quais? .
Historial de gravidez: Não Sim Se sim, quantas vezes?

**3. Exame físico :**

Peso :(Kg)

Altura (m)

Circunferência da cintura: (cm)

IMC(Kg/m²)

**4. Exame biológico :**

Hemoglobina:

**5. Sinais funcionais :**

Prisão de ventre: Sim Não Se sim, desde quando?

Número de movimentos intestinais em 24 horas:

Esforço para defecar: Sim Não Dor anal: Sim Não

Dor no peito:Sim Não

Exame de colonoscopia: Sim Não

Resultados da colonoscopia:

Classificação das hemorróidas :

Interno Externo Para as hemorróidas internas :

Fase 1

Fase 2

Fase 3

Fase 4

Presença de trombose: Sim Não

Tratamento prescrito:


**6. Hábitos alimentares :**

Fumador:Sim Não
Data de saída:
Em caso afirmativo, quantos?
Quando?
Álcool: Sim Não

Data de paragem:

Em caso afirmativo, consumo: Regular Ocasional

Consumo médio de água: <1L 1-2L 2-3L

Consumo de alimentos salgados :

Baixa Moderada Alta

Consumo de alimentos picantes (colorau, pimenta, malagueta, gengibre, rábano, etc.):

Baixa Moderada Alta

Consumo de condimentos fortes (legumes em conserva, vinagre, molhos picantes, óleos picantes, mostarda, etc.):

Baixo Moderado Elevado Consumo de bebidas com cafeína :

Café Sim Não

Em caso afirmativo, quantas vezes por dia?

Chá:Sim Não

Em caso afirmativo, quantas vezes por dia?

Modo de cozedura :

Grelhar Cozinhar a vapor

Forno

Fritura Sim Não

Em caso afirmativo:

Doce Salgado Doce e salgado Saltar refeições:Sim Não

Duração da refeição :

<10min entre 10 e 20 min>20min Mastigação:SimNão

Condição dentária:

Normal

Pobres

# Apêndice 2: Questionário de frequência semanal de consumo de alimentos

| Produtos alimentares | Frequência de consumo/semana |
| --- | --- |
| Fruta | |
| Legumes | |
| Cereais integrais | |
| Impulsos | |
| Frutos secos | |
| Ovinos | |
| Bois | |
| Aves de capoeira | |
| Peixe | |
| Leite e produtos lácteos | |

# Apêndice 3: Inquérito alimentar

| Refeições e horários | Composição | Frequência/ semana |
|---|---|---|
| Pequeno-almoço à.............. | | |
| Lanche da manhã à.................. | | |
| Almoço à................. | | |
| Lanche da tarde em .................. | | |
| Jantar em ................. | | |
| Lanche da tarde à................. | | |

# Apêndice 3: Avaliação quantitativa da ingestão de alimentos

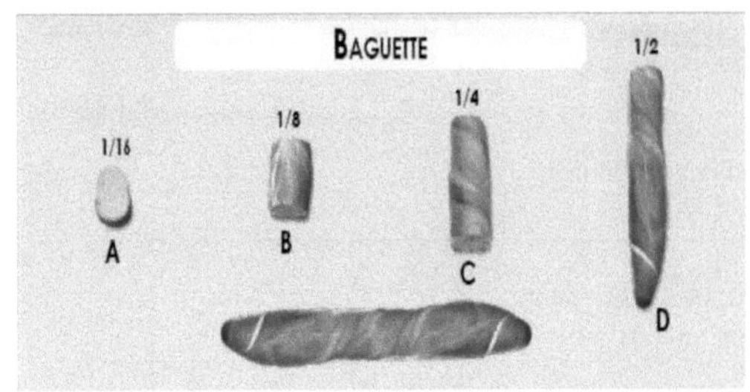


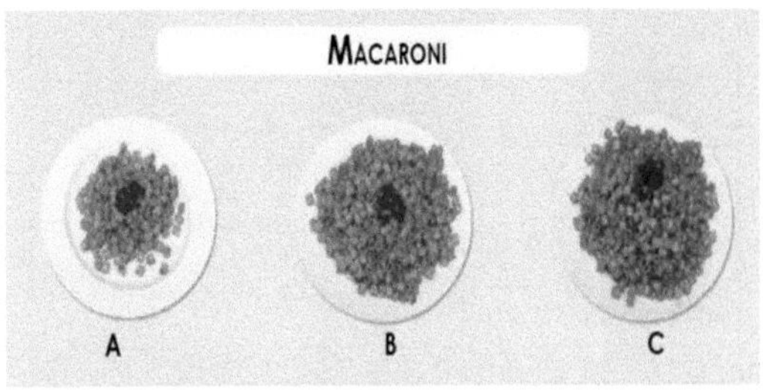


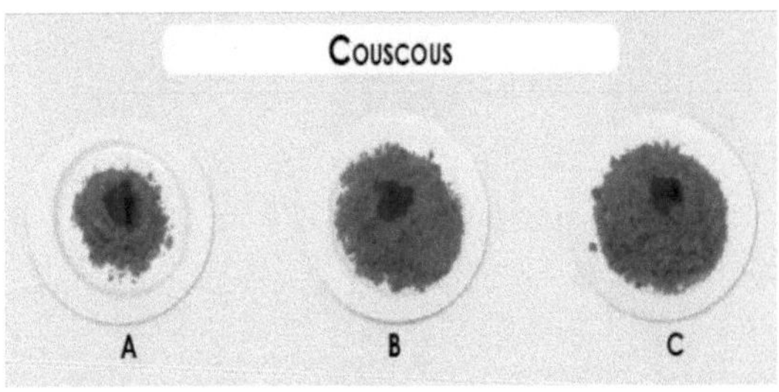

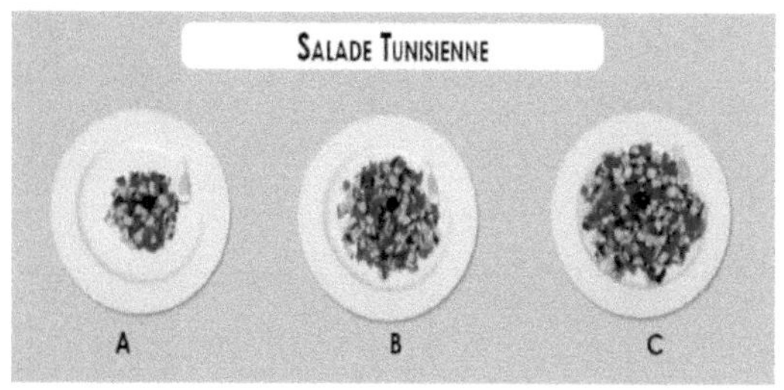
SALADE TUNISIENNE
A
B
C

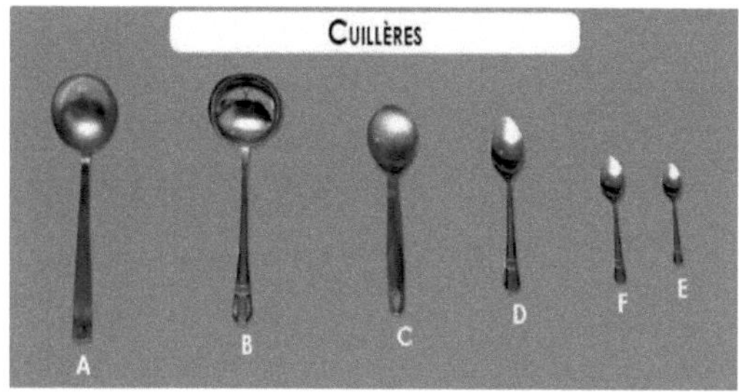
CUILLÈRES
A
B
C
D
F
E

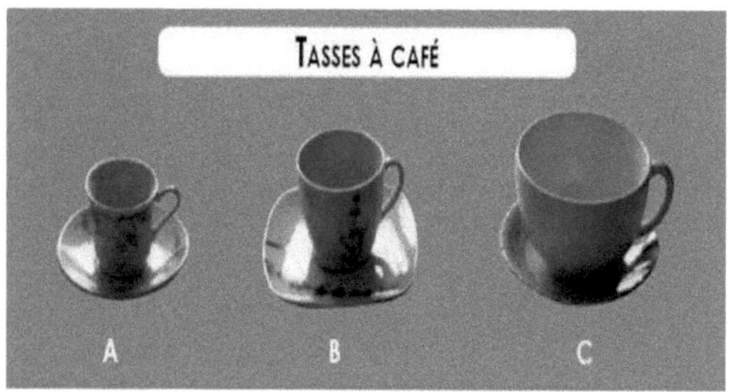
TASSES À CAFÉ
A
B
C

|              | A     | B     | C     | D     | E     | F    |
| ------------ | ----- | ----- | ----- | ----- | ----- | ---- |
| Baguete      | 10 gr | 32 gr | 62 gr | 125 g | 250 g |      |
| Massa        | 100 g | 250 g | 400 g |       |       |      |
| Cuscuz       | 100 g | 250 g | 400 g |       |       |      |
| Salada tunisino | 70 gr | 140 g | 190 g |    |       |      |
| Colheres     | 100 g | 60 g  | 25 gr | 10 gr | 3gr   | 2gr  |
| Chávenas de café | 60 g | 100 g | 300gr |    |       |      |

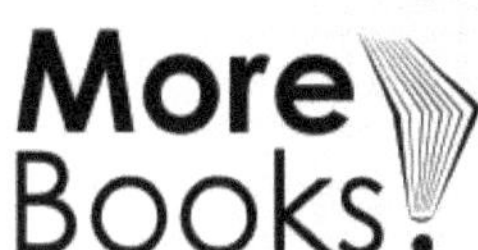


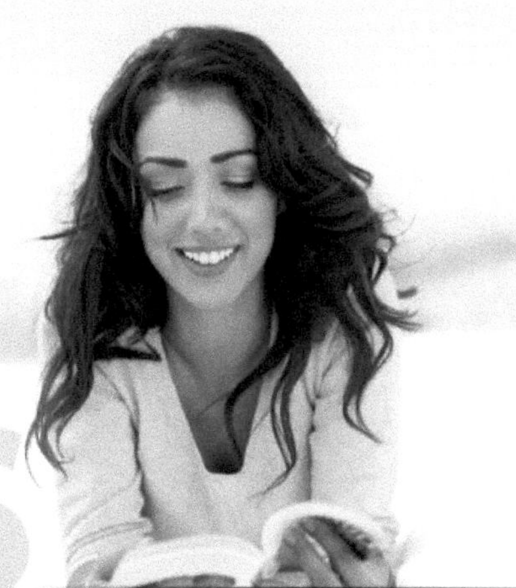

yes
I want morebooks!

Buy your books fast and straightforward online - at one of world's fastest growing online book stores! Environmentally sound due to Print-on-Demand technologies.

Buy your books online at
**www.morebooks.shop**

Compre os seus livros mais rápido e diretamente na internet, em uma das livrarias on-line com o maior crescimento no mundo! Produção que protege o meio ambiente através das tecnologias de impressão sob demanda.

Compre os seus livros on-line em
**www.morebooks.shop**

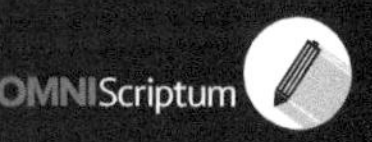

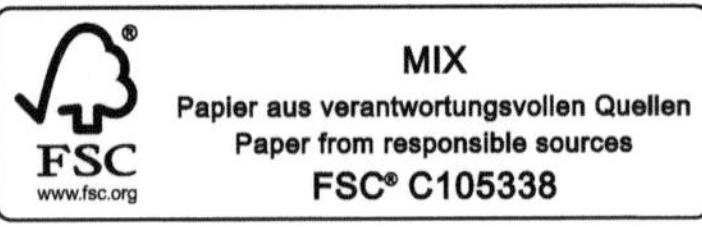


Printed by Books on Demand GmbH, Norderstedt / Germany